DE LA VRAIE MÉTHODE

D'ENSEIGNEMENT.

IMPRIMERIE DE FÉLIX LOCQUIN,
RUE NOTRE DAME DES VICTOIRES, N° 16.

DE LA VRAIE MÉTHODE
D'ENSEIGNEMENT.

CONSIDÉRATIONS PRÉLIMINAIRES

DU

TRAITÉ COMPLET
D'ANATOMIE DESCRIPTIVE ET RAISONNÉE,

PAR LE DOCTEUR BROC,

PROFESSEUR D'ANATOMIE ET DE PHYSIOLOGIE.

> L'esprit n'élabore que les connaissances qui sont dans une relation exacte avec son état, comme la terre ne féconde que les germes qui sont en rapport avec sa nature. Pourquoi donc n'y a-t-il que l'agriculteur qui s'attache à établir cette corrélation ?

PARIS

LIBRAIRIE DES SCIENCES MÉDICALES

DE JUST ROUVIER,

ANCIEN COMMIS DE LA MAISON GABON.

Rue de l'École-de-Médecine, n° 8.

1835

TRAITÉ COMPLET

D'ANATOMIE DESCRIPTIVE ET RAISONNÉE,

PAR P. P. BROC,

DOCTEUR EN MÉDECINE DE LA FACULTÉ DE PARIS, PROFESSEUR D'ANATOMIE ET DE PHYSIOLOGIE.

4 vol. in-8°, de 600 pages chacun environ.

CONSIDÉRATIONS PRÉLIMINAIRES.

En composant cet ouvrage, j'ai eu principalement pour objet d'offrir un exemple de la manière dont il convient d'exposer toutes les sciences; je dis toutes, parce que la vraie méthode d'exposition est une, invariable, quelle que soit la branche des connaissances à laquelle on l'applique. Hâtons-nous de démontrer cette proposition.

Il est évident que les connaissances doivent être présentées de la manière dont l'esprit s'exerce. Or, chez tous les hommes, cette manière est constamment la même, quelle que puisse être la nature des objets dont ils s'occupent. Cela est si vrai, que les savans eux-mêmes, qui si souvent la méconnaissent ou la négligent, cessent aussitôt de s'en écarter, lorsqu'il s'agit de ces choses qu'il serait ridicule d'entourer d'un appareil scientifique: semblables en ce point à ceux qui, exprimant par état des sentimens artificiellement placés dans leurs cœurs, se laissent aller, au sein des sociétés, aux impulsions que leur imprime la nature.

Je dis donc que l'esprit s'exerce toujours de la même manière, et c'est ce qu'il faut d'abord démontrer; mais on sent qu'il ne s'agit ici que des cas où les choses offrent une certaine complication; car si elles sont tellement simples, qu'on n'y rencontre presque rien de ce qui a rapport à l'ordre, à la succession, à l'enchaînement, on voit tout d'une manière à peu près simultanée; l'objet de l'examen est alors comme un élément qui se soustrait à toute espèce d'analyse, et, par conséquent, un tel cas ne peut donner lieu à aucune considération importante. Mais il n'en est plus de même, lorsque ces choses sont composées de parties nombreuses, différentes les unes des autres, compliquées surtout dans leur arrangement. Alors l'esprit, qui ne peut pas les embrasser toutes à la fois, les examine d'une manière lente et successive; il passe d'un premier aperçu à un second, de celui-ci à un troisième, et ainsi de suite, jusqu'à ce que le besoin satisfait vienne mettre un terme à l'observation, qui peut être indéfiniment poursuivie. D'abord, il examine l'ensemble, ainsi que les plus grandes dispositions, et il n'examine que cela, ce qui doit être; car, soit paresse, soit impuissance, l'esprit cherche toujours à s'emparer de ce qui lui offre le moins de difficulté. Or, il est évident que ce sont les grandes masses qu'il saisit le plus aisément; d'abord, par cela même qu'elles sont grandes, et ensuite, parce qu'elles sont toujours très-peu nombreuses.

Ce premier examen donne lieu à des avantages dont voici les principaux : 1° On s'exerce, on s'habitue à saisir dans un objet les dispositions essentielles. 2° Les idées acquises sont toujours claires et exactes, parce que l'attention se fixe tout entière sur un petit nombre de choses bien apparentes. 3° De la comparaison facile de ces choses, découlent des rapports clairement aperçus, des conséquences nettement déduites. 4° La facilité de l'exercice produit le plaisir, que ne manquent jamais de mettre en fuite l'embarras et la difficulté; et, sans plaisir, point d'attention; sans attention, point de progrès. 5° On sent que l'on s'instruit; le désir de connaître se réveille, et les dispositions connues s'entourent d'un intérêt qui s'étend à celles que l'on ne connaît point encore. 6° Enfin, on parvient à se faire une idée parfaite de l'ensemble, et il est si important de le bien connaître, que c'est lui seul qui peut donner de la valeur aux parties dont il se compose, comme un palais consiste dans l'arrangement des pierres qui le constituent, et non dans ces pierres elles-mêmes, avec lesquelles l'habitant des campagnes ne construirait que des chaumières.

Un second examen porte d'une manière plus particulière sur chacune des divisions principales des grandes masses, comme le premier avait eu lieu sur ces dernières, ainsi que sur leur réunion; de sorte que cette nouvelle opération est absolument semblable à la précédente, car, s'il existe une différence, elle est uniquement relative au nombre et à l'étendue des objets observés; mais elle est plus longue, plus difficile, et souvent moins instructive: plus longue, parce qu'il y a plus de parties à examiner; plus difficile, parce que les comparaisons, qui doivent toujours être établies entre les choses que l'on observe, sont d'autant moins aisées, que le nombre de ces choses est plus considérable; moins instructive enfin, parce que, plus l'attention est disséminée, moins les idées acquises ont d'exactitude et de netteté, et moins aussi elles séjournent dans l'esprit. D'ailleurs, les divisions perdent souvent de leur valeur à mesure qu'elles se multiplient, de sorte que si elles s'étendent au-delà des limites du besoin, elles ne constituent plus qu'un luxe scientifique qui, au lieu d'enrichir l'esprit, ne contribue qu'à le ruiner.

Chacune des parties les plus remarquables des groupes secondaires devient l'objet d'un troisième examen, comme ces groupes eux-mêmes avaient donné lieu au second; un quatrième lui succède, et ainsi de suite, jusqu'à ce que les choses aient été, comme je l'ai déjà dit, convenablement étudiées.

On voit toujours qu'à mesure que les examens se multiplient, le travail, quoique essentiellement le même, se complique de plus en plus, s'entoure de difficultés toujours nouvelles, et donne nécessairement lieu à la formation d'idées de moins en moins exactes. Mais enfin telle est la manière naturelle de voir, et ce n'est pas elle qui est défectueuse ; c'est notre esprit qui, faible et limité, saisit d'autant plus imparfaitement les dispositions des objets, qu'elles sont plus nombreuses et plus déliées. Connaître peu, mais bien, savoir beaucoup, mais mal, telle est la triste alternative dans laquelle nous sommes constamment placés. Aux yeux de la raison, il semble que nous ne ferions pas mal de choisir la courte et modeste carrière dans laquelle on voit toujours bien; mais, impatient, ambitieux, trop souvent l'esprit croit bien faire, en s'élançant dans le long et brillant chemin où il s'expose à voir si mal.

Observons qu'il existe un fort beau rapport entre la complication toujours croissante des divers examens auxquels l'esprit se livre, et les degrés d'aptitude que celui-ci acquiert progressivement. En effet, au premier examen, ce que l'on considère est grand, bien prononcé, facile par conséquent à saisir, et, pour en apprécier la disposition, il n'est besoin de se livrer à aucun effort : mais aussi on ne sait rien encore, on est moins apte à observer qu'on ne le sera jamais, et la moindre complication pourrait répandre partout le trouble le plus confus : c'est l'image du nouveau né qui, ne pouvant point encore digérer des alimens trop substantiels, ne s'abreuve que du liquide doux et léger qu'a pris soin de lui préparer la nature. Au second examen, les choses sont plus petites, plus nombreuses ; leurs relations se sont multipliées, et l'appréciation des unes et des autres offre une certaine difficulté. Mais les premières observations faites ont rendu plus apte à en faire de nouvelles : dans ce qu'on a vu, on a appris à voir ce qu'actuellement on considère; en un mot, l'exercice présent a été rendu plus facile par l'exercice qui l'a précédé : c'est l'enfant qui a grandi, acquis des forces, et qui est déjà capable de faire usage d'une nourriture beaucoup moins facile à digérer que le lait.... Enfin, au dernier examen, tout se couvre d'une multitude d'objets dont la progression, croissante pour le nombre, et décroissante pour l'étendue, se termine à l'insensible et fugitif détail; de sorte que le travail intellectuel devient aussi difficile qu'il puisse l'être. Mais l'esprit, qui a plusieurs fois observé, s'exerce déjà sous l'heureuse influence de l'habitude; il embrasse d'un seul coup d'œil une foule de dispositions, autour desquelles se traînait auparavant son faible et timide regard; il saisit mieux les rapports des groupes, des détails, qu'il ne saisissait d'abord ceux de deux masses. Ici c'est l'homme qui est venu succéder à l'enfant : il puise dans les trois règnes tout ce qui peut être assimilé à sa substance ; rien ne résiste à la puissante action de ses organes élaborateurs.

Telle est donc la manière dont l'esprit s'exerce. Mais jusque-là la proposition n'est qu'énoncée ; il s'agit maintenant de l'étayer de preuves. Or, pour que la démonstration ne laisse absolument rien à désirer, je vais mettre à contribution tout ce qui peut se rapporter à l'intelligence humaine. Si je ne considérais point ainsi la proposition dans sa plus grande étendue, on pourrait nier qu'elle fût applicable aux cas que je n'aurais point examinés. *Voir*, *écouter*, *toucher*, *rappeler*, *décrire*, *concevoir* et *faire* : voilà une série d'actes qui comprend, je crois, tout ce qui peut être relatif à l'entendement humain. Offrons un exemple de chacun de ces chefs principaux.

1°. *Voir.* Prenons un homme qui vient à Paris pour la première fois. Après avoir vaguement parcouru cette ville, il s'en forme le plan le plus simple, et à peu près vide de toute espèce de particularités; il ne renferme que deux grandes masses séparées par une rivière. Chacune de ces masses est ensuite observée, comme l'avait d'abord été la totalité, et il y trouve des subdivisions toutes faites : ce sont les faubourgs. La rivière, qui est aussi une partie principale, est examinée à son tour, et il voit qu'elle est comme découpée par un certain nombre de ponts qui, intermédiaires aux deux moitiés de la ville, établissent entre elles des rapports qui les unissent sans les confondre, et les distinguent sans les isoler. Dans chaque faubourg, les temples, les palais, les jardins publics, les places, les principales rues, sont les grands élémens qui entrent dans leur composition; ils sont observés, et le vide des grandes masses se peuple de plus en plus. Enfin, chaque jour l'observation vient ajouter au plan quelque élément nouveau : les lieux les plus retirés, les recoins les moins apparens, viennent fixer les regards ; ils sont mis à leur place, et, au bout d'un certain temps, l'observateur, comme s'il se promenait dans un village qui l'aurait vu naître, parcourt cette immense cité, labyrinthe nouveau pour celui qui voudrait de suite en connaître tous les détours.

Le plan d'une ville est un objet grossier, purement matériel, et celui qui l'examine conserve ce sang-froid qui caractérise en général l'exercice de la pensée; mais, quand les choses sont de nature à inspirer un profond sentiment d'admiration, la manière de voir, ou plutôt de sentir, offre un caractère propre dans les premiers instans de l'examen. On n'est d'abord frappé que d'un effet général, et, dans cet effet, détails, groupes, masses, ensemble, tout se combine, se confond, frappe sans être aperçu ; l'émotion du sentiment est un éclair qui éblouit la pensée. Mais, peu à peu, la vivacité de la première impression se modère, l'esprit se rassied progressivement, et, lorsqu'enfin il est descendu à ce degré d'admiration qui permet de penser, il voit de la manière qui vient d'être exposée. Bien que, dans ce cas-ci, cette manière soit d'abord profondément modifiée, on conçoit que, dans le fond, elle reste toujours la même, puisque la vue ne commence réellement à s'exercer, que lorsque l'âme cesse d'être vivement émue ; tant que persiste le sentiment tumultueux qui l'agite, elle est dans un état qui se soustrait à toute espèce d'analyse. Pour mieux donner une idée de ce cas particulier, on pourrait prendre un homme qui, par exemple, examinerait pour la première fois le tableau des Horaces. Laissant au lecteur le soin de considérer comment l'esprit doit s'exercer dans ce cas, je me bornerai à le prévenir qu'il rencontrera toujours la plus parfaite harmonie entre la manière dont l'examen aura lieu, et celle dont l'artiste a composé et exécuté son ouvrage ; comme cet artiste, l'observateur commencera par l'ensemble, et finira par les derniers détails, par le fini : le génie qui crée rend ce qu'il a conçu comme on en examine l'exécution.

Cependant est-ce bien ainsi que l'on observe les choses? car enfin, on pourrait dire que l'on voit successivement les objets dans l'ordre où le hasard vient les offrir à la vue, et que, par conséquent, on ne passe pas, en les observant, des grandes masses à des groupes moins considérables, et ainsi de suite; on pourrait dire encore que l'habitude seule de considérer chaque détail en particulier conduit par degrés à la connaissance des principales parties de l'ensemble. Il est aisé de prouver qu'il n'en est point ainsi.

Supposons qu'un homme ait eu occasion d'en voir un autre seulement quelques instans. Au bout de dix ans, on vient à lui en parler; on sent qu'il en aura presque entièrement perdu le souvenir. Cependant, s'il ne s'est pas absolument effacé de sa mémoire, il pourra dire encore qu'il était grand ou petit, maigre ou gras, jeune ou vieux, etc.; il aura encore pu retenir s'il était d'un tempérament bilieux ou sanguin, d'une humeur triste ou enjouée, etc. Mais certainement, il ne saura pas s'il avait la main maigre ou potelée, si son oreille était grande ou petite, son pied bien ou mal fait, etc. Il ne rappellera donc que les grandes dispositions, que les caractères principaux qui distinguent les hommes. Mais on ne rappelle que ce qu'on a observé ; donc on voit et l'on observe de la manière que je viens d'indiquer.

On pourra faire encore l'objection suivante : L'oubli des détails ne prouve pas qu'on ne les a point observés ; cet oubli montre seulement que les plus petites dispositions s'échappent facilement de la mémoire, et, cela, parce qu'elles frappent moins que celles qui sont beaucoup plus considérables. Mais on peut encore prouver que cette objection n'est nullement fondée, et, pour la détruire, bornons-nous à citer un exemple.

Lorsqu'on vient d'arriver dans un pays étranger, on croit que tous les habitans se ressemblent, que leur son de voix surtout est absolument le même. Or, cela prouve évidemment qu'on ne remarque en premier lieu que les grands traits communs à tous les individus ; mais, au bout d'un certain temps, la ressemblance apparente devient moins grande, une multitude de différences plus ou moins accessoires sont saisies, et ceux que l'on confondait d'abord finissent par offrir des caractères aussi distincts que les personnes avec qui on a toujours vécu. Il est donc évident que ce sont les dispositions plus ou moins secondaires qui deviennent l'objet des derniers examens. On peut accumuler les objections, parce que toute vérité peut être attaquée; mais il y a pour chacune d'elles une réponse sans réplique (1).

2°. *Écouter*. Si les langues pouvaient être faites de manière à présenter à l'ouïe des tableaux dont toutes les parties eussent une existence simultanée, ainsi que cela a lieu dans ceux qui sont relatifs à la vue, on écouterait toujours comme je viens de dire que l'on voit; mais les élémens dont se composent les langues viennent frapper l'oreille les uns après les autres: d'où il semble que ce passage progressif des grandes parties à des parties de moins en moins considérables ne saurait avoir lieu par rapport à l'ouïe. Mais observons que l'acte d'écouter s'exerce autant après la production des sons qu'à l'instant même où ils sont produits, c'est-à-dire

(1) L'observation primitive des détails est si absurde, si contraire à la manière naturelle de voir, qu'on va jusqu'à blesser l'amour-propre de ceux à qui l'on demande si c'est d'abord cela qu'ils examinent. Un de mes élèves, aujourd'hui médecin très-distingué, avait trouvé une manière assez piquante de s'assurer de cette vérité. Lorsque sa portière lui disait qu'en son absence quelqu'un était venu le voir, il lui demandait si la personne avait les ongles longs ou courts, les doigts gros ou déliés, une dent légèrement avancée, ou un peu plus courte que les autres.... Or, ces questions la choquaient à tel point, qu'elle lui demandait à son tour s'il la prenait pour une imbécille. Que de gens, d'ailleurs très-sensés, s'attachent à faire d'abord remarquer ce qui exciterait le rire ou la pitié de cette portière!

qu'à l'aide du souvenir, on entend ce que l'on a déjà entendu ; or, dans cette sorte de réflexion sur des sons rappelés, l'esprit voit absolument comme lorsqu'il reçoit des impressions de la part de l'œil ; toute la différence qu'il y a, c'est qu'au lieu de considérer un tableau réel, il en examine un qui n'existe plus que dans le souvenir. Mais prouvons cette vérité qui n'est encore qu'énoncée, et, pour cela, considérons, par exemple, celui qui prend des notes dans un cours.

Il y a deux manières de noter : selon la première, on s'efforce d'écrire, comme sous la dictée, tout ce que dit le professeur ; ce n'est pas celle-là qu'il s'agit d'examiner, puisque les sons, se présentant un à un, ne peuvent former ni groupes ni ensemble. J'observerai, en passant, que cette manière ne vaut absolument rien, pour plusieurs raisons, et principalement parce que l'élève est entièrement passif : plus ses doigts sont en mouvement, plus son esprit est immobile. En suivant la seconde manière, on attend qu'une pensée soit développée, et l'on écrit ensuite. Or, relativement à la disposition des parties dont elle se compose, une pensée est en tout semblable à un système quelconque, car elle a son ensemble, ses grandes masses, ses groupes secondaires et ses dernières divisions, qui consistent dans les idées que les sons expriment. Ainsi donc, dès que la pensée est développée, elle constitue une espèce de tableau intellectuel, analogue à celui qui est de nature à s'offrir aux regards, et l'esprit doit l'examiner, comme il considère un ensemble d'impressions visuelles. Au reste, on se convaincra aisément qu'il en est ainsi, en examinant ce qu'a écrit celui qui note ; car, comme il ne considère qu'une seule fois, et très rapidement, ce qu'il vient d'entendre, on verra qu'il ne s'est attaché qu'aux grandes masses, et qu'ainsi il a réduit de fort longues périodes à un très-petit nombre de mots. Or, il n'a pu saisir ces masses que dans l'ensemble intellectuel, dont il a groupé les élémens successivement évanouis. S'il fait la rédaction de ses notes, il examine de nouveau le souvenir de ce qu'il a entendu, et il ajoute aux masses quelques groupes secondaires.

Veut-on un exemple tiré des choses les plus familières? Qu'on interroge quelqu'un sur une pièce qu'il n'aura vu représenter qu'une fois; il n'en indiquera que l'ensemble et les principaux traits, surtout s'il connaît peu le théâtre; et, à mesure qu'il assistera à de nouvelles représentations, il en rendra un compte de plus en plus exact.

Un très-bel exemple, que je me borne à indiquer, nous est offert par le président d'un tribunal, lorsqu'il fait la récapitulation d'une cause dont l'examen a exigé plusieurs séances. Ce qui se passe alors dans l'esprit de ce magistrat est un des actes les plus élevés de la pensée.

Dans tous les cas, on voit d'abord dans le tableau intellectuel ce qu'il y a de plus grand, et l'on parvient par degrés à examiner ce qu'il y a de plus petit.

Il est donc certain qu'après avoir entendu, l'esprit voit un ensemble de sons, comme il voit un ensemble d'objets propres à faire impression sur l'organe de la vue.

3°. *Toucher*. On touche comme on voit, et comme on considère ce qu'on a entendu. On commence en effet par apprécier dans les corps ce qu'ils ont de plus étendu, leurs dimensions; et ce premier acte du toucher donne une idée du volume; mais jusque-là, celle de la forme n'est point encore acquise, de sorte que l'on confondrait, par exemple, un cube avec un parallélipipède très-peu alongé; ensuite on touche successivement les diverses faces, les arêtes, les angles, et l'on acquiert ainsi une idée exacte de la forme. Enfin, par la simple application de la pulpe des doigts, et même d'un seul, on découvre jusqu'aux plus petites particularités de la surface.

Il est bien certain que c'est ainsi que s'exerce le toucher. Mais a-t-on à cet égard quelques doutes? Le moyen de les dissiper est bien simple : qu'on donne en effet à quelqu'un, qui, pour un instant, ne fera pas usage de ses yeux, un corps qui offre un assez grand nombre de faces, un décaèdre, par exemple, et qu'après le lui avoir retiré tout aussitôt, on lui demande quel est le corps qu'il a touché. On peut être assuré qu'il n'aura acquis que l'idée du volume, et qu'il restera dans l'incertitude à l'égard de la forme. Qu'on le lui laisse assez long-temps pour qu'il puisse apprécier cette dernière, et la plupart des détails de la surface lui seront encore inconnus.

On a dû remarquer qu'ici il existe la plus parfaite harmonie entre les modifications successives de l'organe et les divers degrés d'étendue de ce qu'il est destiné à nous faire connaître; de sorte que, l'une de ces modifications étant donnée, on peut déterminer la connaissance qui va être acquise. En effet, à la seule idée de toucher, la main s'ouvre largement, c'est-à-dire qu'elle devient aussi grande que possible, pour se mettre en rapport avec le volume, qui est ce que les corps offrent de plus grand. Ensuite elle se resserre par le rapprochement des doigts, acquiert en quelque sorte une étendue moyenne, pour parcourir les élémens de la forme, qui sont d'une moyenne grandeur; enfin, réduite à la pulpe d'un doigt, elle agit par une partie aussi petite que possible, lorsqu'elle s'applique aux moindres dispositions: pour apprécier le point, c'est presque par un point qu'elle-même s'exerce. Au reste, l'œil nous offre encore quelque chose de semblable: il s'ouvre largement, pour embrasser l'ensemble, les grandes masses, et se resserre, pour saisir ce qu'il y a de plus délié: on dirait que cet organe est une main, destinée à palper la lumière.

4°. *Rappeler.* Les impressions, reçues par les sens, sont aux impressions, reproduites par le souvenir, ce que des corps, placés devant une glace, sont à leur image; par conséquent l'esprit, qui se souvient d'avoir reçu des impressions, les examine encore de la même manière qu'il les examinait au moment même où elles lui étaient transmises; en un mot, l'acte de voir des souvenirs est la répétition de l'acte de voir les choses; il n'en diffère donc en aucune manière.

5°. *Décrire.* Décrire, c'est exposer le tableau de ce qu'on voit, de ce qu'on a vu ou entendu, et par conséquent la description doit être faite de la manière dont nous avons dit que ce tableau était examiné. Cette proposition est encore évidente, car, pour présenter aux autres ses propres idées, comment pourrait-on ne pas suivre l'ordre dans lequel on les a soi-même acquises? Comment, tandis que l'on voit une chose, pourrait-on en exposer une autre? Il faut cependant faire une exception en faveur de ceux qui, atteints d'un véritable strabisme intellectuel, ne voient pas ce qu'ils ont l'air de regarder.

Observons que, quand il s'agit d'instruire, le mode de description est invariable, ou du moins il devrait l'être; tandis que, lorsqu'on n'a pour objet que d'exciter le sentiment, il peut, sans devenir vicieux, éprouver une foule de modifications. C'est que, dans ce cas, pourvu qu'on frappe, qu'on intéresse vivement, le but est atteint; et, à cet égard, il n'y a point de règle fixe; c'est la manière de sentir qui en tient lieu. Ainsi, par exemple, dans le récit de Théramène, Racine, en parlant du monstre, passe successivement d'une partie au tout, et du tout à une autre partie. Il ne faudrait pas conclure de là que celui qui veut frapper et émouvoir a une manière d'examiner les choses, différente de celle des autres hommes; il voit absolument comme eux: mais il sent que telle disposition qui, physiquement considérée, est loin d'être principale, doit produire beaucoup plus d'effet que telle autre qui, envisagée sous le même rapport, occupe une des premières places : il présente donc la première de préférence à la seconde, et voilà comment le sentiment vient l'engager à décrire d'une manière, tandis qu'il voit réellement d'une autre.

6°. *Concevoir, créer, imaginer.* L'esprit conçoit de la même manière qu'il voit, car concevoir n'est autre chose que chercher à contempler le tableau de ce qu'on imagine, comme s'il existait déjà ; c'est se livrer à une sorte de rêve volontaire et réfléchi ; c'est, pour ainsi dire, être spectateur d'une pièce qu'on se figure voir jouer ; et cela peut même quelquefois être pris à la lettre, car il est certain qu'un auteur dramatique assiste à la représentation de ses ouvrages, avant de les avoir écrits : c'est pour lui une fiction dans laquelle il fait l'essai des diverses conditions que doit réunir la réalité.

On voit donc dans ce que l'on conçoit, comme dans un système qu'on examine, d'abord l'ensemble, puis les grandes masses, et ainsi de suite ; on établit entre toutes ces parties les proportions, l'accord, l'harmonie qu'exige tel ou tel genre de beauté : tout cela forme le plan, auquel il ne manque plus, pour constituer un ouvrage, que l'expression convenable des idées, de la même manière que, lorsque celui d'une ville est établi, il ne s'agit plus que de construire des maisons. On voit en passant qu'ici l'esprit est d'abord penseur, et qu'ensuite il devient ouvrier. Dans le premier acte, il déploie du génie, et, dans le second, de l'art, de l'habileté. Racine avait coutume de dire : *Ma pièce est finie*, et, quand on le priait d'en faire la lecture, il répondait : *Il ne me reste plus qu'à l'écrire.*

Non-seulement, dans l'acte de concevoir, l'esprit se conduit comme je viens de le dire, mais encore l'on voit qu'il ne peut pas se conduire différemment; car un ouvrage, conçu ou à concevoir, est un système composé de parties tellement subordonnées les unes aux autres, que tous les attributs de celles qui précèdent vont en quelque sorte se ramifier dans celles qui suivent, comme, dans un arbre, c'est du tronc que naissent les branches, de celles-ci les rameaux, et ainsi successivement jusqu'aux feuilles. Il faut donc que, parmi ces parties, celle qui en tient une autre sous sa dépendance ait une existence antérieure à la sienne. Si un groupe se montre avant une masse, où viendra-t-il se placer? La masse dont il fait partie n'est nulle part, puisqu'elle n'a point encore été créée. Quel en sera l'objet? Celui de cette même masse, qui constamment le détermine, est encore nul comme elle. Où prendra-t-il un point d'appui? C'est vers la base qu'il pèse, et, du côté de cette base, il répond à un vide. Comment soutiendra-t-il ce qui est placé du côté du sommet? Il est lui-même sans appui. Enfin, toujours, en tout, au physique comme au moral, c'est le grand qui assujettit le petit à son empire; c'est ce qui renferme qui unit, groupe, soutient tout ce qui est renfermé : rien n'échappe à cette immuable loi de la subordination des choses. Concluons donc que constamment, dans une conception, et, en général, dans tout ouvrage, il est nécessaire de commencer par le plus grand contenant, et de finir par le plus petit contenu.

7°. *Faire*. Ici la manière dont l'esprit se conduit est évidente, parce qu'il ne s'agit jamais que des modifications dont la matière est susceptible , modifications qui comprennent tous les arts et tous les métiers. Je me bornerai à offrir un exemple tiré de la sculpture.

L'esprit de l'artiste, car sa main , quoi qu'on en dise , n'est qu'un instrument passif plus ou moins souple et obéissant , est dans une harmonie parfaite avec celui de l'observateur , de sorte que la manière dont l'ouvrage est fait ne diffère en rien de celle dont il est examiné. Au reste , cette harmonie, que j'ai déjà indiquée, n'a rien d'étonnant, puisque c'est en quelque sorte sous la dictée de la *conception* que *l'exécution* s'effectue, et que *l'exa-*

men a lieu de la manière dont on conçoit. Ces trois actes correspondent parfaitement à ceux auxquels se livreraient trois hommes occupés, le premier à *dicter*, le second *à écrire*, et le troisième *à lire* ce qui aurait été écrit.

Je suppose qu'on veuille modeler un buste. Après avoir élevé en terre glaise une sorte de pyramide tronquée, on en arrondit à peu près la partie la plus élevée, et, par une dépression plus ou moins profonde, cette partie est distinguée du reste de la masse. Déjà la moitié d'un homme se présente ; les trois groupes principaux sont formés ; je vois la tête, le cou et la poitrine. Bornons-nous, pour plus de rapidité, à suivre le développement successif du premier de ces groupes.

Le doigt s'enfonce, de chaque côté, au centre d'une éminence ovalaire, d'abord grossièrement figurée; deux forts coups de pouce impriment, en avant, deux enfoncemens latéraux ; au milieu, est façonnée une saillie verticalement alongée; plus bas, vient s'ouvrir une fente transversale, et presque tout le reste se couvre d'impressions onduleuses. Alors la tête, qui a cessé d'être une boule informe, est pourvue des caractères principaux qui appartiennent à la plus belle partie de l'homme. Cependant, tout, dans les formes et les contours, est encore indécis, mal arrêté , et le plan antérieur , que doivent animer le sentiment et la pensée , n'est qu'une sorte de masque grossier , derrière lequel les traits ne se laissent que confusément entrevoir : l'œil est creux et caché au sein d'une ombre obscure ; le nez n'offre ni symétrie ni régularité; l'expression , la grâce de la bouche, se perdent dans le vague de ses limites, et la raideur de ses contours; l'élégante sculpture de l'organe de l'ouïe est vainement cherchée dans son ovale à peine ébauché , et la chevelure, rapidement massée , n'est qu'un tissu de pesante matière. Mais bientôt l'œil s'arrondit , cherche et reçoit le jour ; sans le cacher, la paupière le couvre; l'arc du sourcil, qui le couronne, vient l'entourer de son ombrage protecteur; la bouche réunit à elle seule toutes les perfections que les yeux se partagent ; l'oreille, qui soudain se creuse, s'arrondit, se roule, se sillonne, reproduit le contraste brillant de la sculpture la plus variée avec l'uniforme convexité de la surface qui l'entoure; le souple et léger cheveu, partout mollement appuyé sur lui-même , presque agité par le souffle de la pensée, semble supporter lui seul le poids de son élégant édifice , et l'organe simple et modeste qui , placé au centre de tant de beautés , devrait être éclipsé par elles , devient lui-même un ornement qui ajoute encore à leur éclat.

Enfin tout ce qu'il y a de plus pur dans la forme, de plus moelleux dans le contour, de plus animé dans l'expression, devient l'objet des derniers soins : l'insensible dépression a trop de profondeur, l'impalpable convexité produit trop de saillie, la plus légère inégalité de la matière doit faire place à la perfection du poli, et il faut que l'âme, abandonnant son siége, vienne se montrer dans le sourire, dans le regard, dans toute la physionomie ; le dernier miracle de l'art va être produit... Il l'est : plus unis, plus brillans que la glace la plus parfaite, revêtus de beautés dont la nature est peut-être jalouse, l'œil regarde et veut regarder ; la bouche, qui sourit et respire, aime à sourire et respirer ; l'oreille attentive, recueille, entend les sons ; chaque trait, animé, prêt à se mouvoir, communique la pensée, ou transmet le sentiment : un homme nouveau a été créé, et, pour entrer en mouvement, il ne lui manque plus que d'être vivifié par le feu du génie qui l'a fait jaillir du sein du limon.

D'après cette longue série de considérations, nous pouvons conclure avec toute assurance que l'esprit, en s'appliquant à un objet quelconque, s'exerce toujours de la même manière ; mais il est évident, ai-je dit d'abord, que les connaissances doivent être présentées de la manière dont il s'exerce ; donc il est démontré avec la dernière rigueur que la vraie méthode d'enseignement est une, invariable, quelle que soit la branche des connaissances à laquelle on l'applique.

Mais, dira-t-on sans doute, cette méthode, présentée comme nouvelle, est sans cesse mise en usage par les savans, par les anatomistes surtout, qui n'examinent jamais les choses, sans les diviser en grandes masses, celles-ci en groupes secondaires, et ainsi de suite. Je ne nie point qu'il en soit ainsi ; mais les grandes divisions, qui disparaissent aussitôt qu'elles ont été présentées, cèdent la place aux particules, aux atomes, qui même s'offrent toujours les premiers. Il semble qu'on ne présente ce qu'il y a de plus grand que pour pouvoir passer de suite aux derniers détails, et qu'on ne laisse entrevoir la méthode, que pour pénétrer du regret de l'avoir aperçue ; aussi l'élève devient-il semblable au malheureux qui, plongé dans un cachot, ne reçoit un rayon fugitif de lumière que pour gémir de l'avoir vu briller. Au reste, dans l'examen que je vais bientôt faire de la méthode générale, on verra que les anatomistes procèdent toujours d'une manière diamétralement opposée à celle qu'indique la nature, c'est-à-dire qu'ils commencent toujours par la fin; heureux encore l'élève, s'ils finissaient par le commencement !

Voilà donc la méthode établie sur des faits de toute espèce, et elle est immuable, inaccessible à l'attaque, comme la nature qui, pour la rendre impérissable, l'a elle-même gravée dans le cerveau humain. Cependant, chose d'abord bien étonnante, cette méthode, si bien adaptée à la faiblesse de notre esprit, doit nécessairement être modifiée, dès qu'il s'agit de l'appliquer à l'exposition des sciences. En effet, lorsqu'on n'a d'autre maître que soi-même, les choses qu'on étudie deviennent l'objet d'une multitude d'examens, et chacun d'eux se compose de trois opérations très-distinctes: d'abord, on revoit rapidement tout ce qu'on a déjà observé; ensuite, on examine avec soin une partie de ce qu'on n'a point encore attentivement considéré; enfin tout le reste est vaguement entrevu. Pour ne s'éloigner en rien de la nature, il faudrait donc, dans un cours, dans un ouvrage, considérer cent fois le même objet, et, à chaque examen, récapituler tout ce qui déjà aurait été vu, n'observer en particulier que quelques dispositions, et faire entrevoir, comme entourés d'un voile, tous les objets de détail. Il est évident que cette manière de procéder est absolument impraticable; d'ailleurs, la jeunesse ne peut pas marcher dans la carrière des sciences ; il faut qu'elle y vole, il faut qu'elle parcoure presque toutes les branches des connaissances humaines, en un temps qui à peine suffirait pour en parcourir un seul rameau, et la marche de la méthode naturelle a toute la lenteur de la marche du temps. Quel parti prendre ? La raison veut que, ne pouvant point jouir d'un bien tout entier, nous cherchions à le posséder en partie. Tâchons donc d'accommoder la plus parfaite des méthodes aux circonstances dans lesquelles nous sommes placés; réduisons-la, sans trop faire regretter à l'esprit ce dont l'art sera venu la dépouiller ; or ces modifications sont toutes simples, ainsi que leur indication va le montrer.

Au lieu d'examiner cent fois le même objet, bornons-nous à le soumettre, suivant sa nature, à deux ou trois examens. Ceux-ci ne seront point de vaines et fastidieuses répétitions, puisque le premier portera sur les grandes masses, le second sur leurs divisions principales, et le troisième sur les détails. Avant d'être arrivés à la considération de ceux-ci, ne les faisons jamais entrevoir, et ne récapitulons dans un examen que ce que nous rencontrerons dans le précédent de plus utile à rappeler. De cette manière, nous nous rapprocherons le plus possible de la nature; ne pouvant point marcher à côté d'elle, nous la suivrons du moins dans le chemin qu'elle nous a tracé, et, toujours placée devant nous, elle ne cessera de nous servir de guide.

Outre cette première considération, il en est une seconde non moins importante, et qui, négligée, rendrait souvent impossible l'application de la méthode. Les objets, en effet, dont s'occupent les sciences, forment des systèmes qui, considérés dans leur ensemble, sont jusqu'à un certain point connus par le commun des hommes, ou entièrement étrangers aux idées qu'ils ont acquises. Or, il est clair que, dans le premier cas, la méthode est immédiatement applicable, puisqu'il ne s'agit que de faire observer avec soin ce qui a été plus ou moins vaguement examiné; en un mot, on trouve à peu près établis les fondemens sur lesquels on veut construire un édifice, et, après avoir rempli les vides qu'ils peuvent présenter, il ne reste plus qu'à bâtir. Dans le second cas, au contraire, on voit que l'application de la méthode ne peut pas être immédiate, puisque l'ensemble, qui est inconnu, ne peut pas être d'abord présenté. Un exemple rendra plus sensible chacune de ces deux propositions. D'un côté, si l'on veut montrer la géographie, comme tout le monde a une certaine idée du globe qu'il habite, et que d'ailleurs on peut présenter un corps qui en offre l'image, il est clair qu'il est facile d'en faire d'abord connaître les grandes dispositions. D'un autre côté, si l'on se propose d'enseigner la chimie, il est évidemment impossible de présenter de suite l'ensemble de cette science, puisqu'il consiste dans une série de faits et de lois que celui qui n'est pas chimiste ignore presque entièrement. Il faut donc que, dans tous les cas semblables à ce dernier, l'art vienne préparer l'esprit de manière à le rendre bientôt capable d'apercevoir l'ensemble du système dont on veut lui transmettre la connaissance. Or, voici en quoi consiste cette préparation.

Il faut faire connaître les faits les plus intéressans par eux-mêmes, les plus propres, par conséquent, à fixer l'attention, et faire surtout en sorte qu'ils puissent représenter l'ensemble de la science, c'est-à-dire que, dans leur nombre, il s'en trouve de toute espèce; or, ce nombre n'est pas très-grand, car si, en chimie, par exemple, il y a vingt mille faits, ils se réduisent peut-être à cent, essentiellement différens les uns des autres, absolument comme les habitans d'une ville immense, ou même d'un royaume, peuvent être réduits à un très-petit nombre d'individus, si l'on n'en prend qu'un dans chaque classe de la société, ou parmi ceux qui exercent la même profession. Cet examen, que rend attachant l'attrait de la variété, facile, l'absence de toute théorie, place l'auditeur dans une espèce de musée, où l'art se serait plu à réunir seulement les objets principaux, confondus avec tous les autres sur le vaste théâtre de la nature. Chacun des faits qu'il considère l'instruit, sans le fatiguer; étroitement groupés les uns autour des autres, ils limitent l'horizon d'un immense domaine, que sa faible vue ne saurait embrasser, et cependant ils lui offrent l'image parfaite de ce domaine, comme la plus succincte analyse d'un ouvrage, en retrace l'ensemble et les principales parties.

Ce premier pas étant fait, la base sur laquelle doivent s'asseoir toutes les idées est solidement établie; les grandes masses du système qu'il s'agit d'examiner, viennent s'offrir dans le cercle bien limité de leur ensemble, et l'ignorant peut faire usage de la manière de voir qu'il a reçue de la nature; il n'a qu'à examiner un système intellectuel, comme il examine celui qui n'est formé que de matière.

Dès qu'on est parvenu à faire connaître le cadre de la science, ses principales divisions, et quelques subdivisions de chacune de ces dernières, on peut, sans hésiter, montrer les liens qui, unissant toutes les parties, en font un tout harmonieusement coordonné; on peut faire parvenir l'esprit à la hauteur de ces idées qui découlent de l'observation d'une multitude de faits; on peut enfin créer la métaphysique de la science, faire jaillir sa vie du sein de l'abstraction.

Cette sorte d'introduction étant faite, on est à peu près arrivé au point où l'on débute en général dans l'enseignement des sciences, c'est-à-dire à celui où l'auditeur, réduit à entasser péniblement dans sa mémoire les résultats d'une foule d'observations qui lui sont entièrement étrangères, s'efforce en vain de saisir des atomes, des points, des fibres élémentaires, des globules microscopiques, des substances amorphes, des forces, des facultés occultes, et mille êtres imaginés, qui viennent par nuées obscurcir le flambeau placé par la nature dans le vestibule de la science. Quel contraste dans les résultats, si l'esprit eût été convenablement préparé! Ce flambeau viendrait tout entourer de sa lumière; ce qu'on aurait d'abord appris serait toujours, par quelques points, en contact avec ce qu'on ignorerait encore; à mesure que des faits nouveaux viendraient se placer à côté des faits préliminairement observés, la théorie générale établirait entre eux la plus étroite union; le présent, riche du passé, assurerait à l'avenir une richesse toujours croissante; le système des connaissances s'ouvrirait de lui-même à la source des connaissances nouvelles, qui ne cesseraient de couler vers lui, et il deviendrait semblable à un jardin de botanique, qui, ne renfermant que les classes, plusieurs genres et quelques espèces, se peuplerait par degrés de toutes sortes de végétaux.

Qu'on réfléchisse sur cette manière de rendre les commençans capables de bien saisir tout ce qui leur est présenté, et l'on verra qu'elle constitue la partie la plus importante de l'enseignement; on verra qu'elle les place de suite au niveau de ceux qui, à l'aide des travaux de leurs prédécesseurs, purent, en rapprochant, en comparant les faits, saisir dans les choses leurs caractères propres, particuliers et généraux, par conséquent les classer, ou les distinguer en groupes successivement décroissans, découvrir ou imaginer la cause primitive des phénomènes, et enfin établir les lois qui découlent de l'exercice varié de cette cause. Encore une fois, qu'on y réfléchisse, et l'on se convaincra que c'est parce qu'on parle à l'ignorant comme au savant, que les premières études sont si pénibles, si embarrassantes, et surtout si peu utiles; on verra que c'est pour cette raison que, trop souvent, après avoir accablé la mémoire, obscurci l'esprit, ces études ne laissent guère après elles que le regret de s'y être livré.

L'homme, dont l'étude va m'occuper, se connaît lui-même sous un assez grand nombre de rapports, et, par conséquent, mon sujet se rattache au premier cas, à celui dans lequel une certaine connaissance de l'ensemble permet de présenter immédiatement celui-ci. Je n'aurai donc pas besoin de recourir, dans cet ouvrage, à l'instruction préliminaire que je viens d'indiquer.

Maintenant que la méthode est convenablement développée, il s'agit de montrer comment il convient d'en faire l'application à l'étude de l'homme; mais auparavant il devient utile de jeter un coup d'œil sur la manière défectueuse dont l'anatomie est généralement présentée, parce que les vices d'un moyen ordinaire étant connus, on apprécie beaucoup mieux la valeur d'un moyen nouveau. D'ailleurs, j'ai dit qu'il semblait que les anatomistes ne présentassent un instant la méthode que pour faire gémir de l'avoir entrevue; il faut donc que je prouve ce que j'ai avancé.

D'abord, je ferai observer que, quand on a pour objet de connaître spécialement une des parties principales dont se compose un système, rien n'est plus vicieux que de l'isoler, pour la considérer indépendamment de toutes les autres ; cette partie, en effet, ne consiste pas entièrement en elle-même ; elle se compose encore des diverses relations qu'elle entretient avec le reste du système ; elle en dépend, comme il en est lui-même une dépendance, car elle se lie à tout ce qui l'entoure, et tout ce qui l'entoure est lié à elle. Que fait-on donc en l'en arrachant? On brise tous les liens, on détruit toute l'harmonie, et l'on n'obtient ainsi qu'un lambeau dont les contours déchirés font bien plus regretter la perfection de l'ensemble, que ce fragment lui-même ne fait admirer quelques beautés de détail. Or jamais les anatomistes n'ont commencé par étudier l'homme comme un tout dont il faut d'abord examiner en grand les diverses parties ; jamais ils n'ont vu en lui un système où l'on trouve à la fois le rouage qui obéit, le ressort qui imprime le mouvement, et un agent secret qui, le remontant sans cesse, en modère, suspend ou accélère le jeu. Par la plus désolante de toutes les abstractions, ils n'ont considéré dans l'homme que le cadavre ; ils ont plongé la plus belle des existences dans l'horreur d'un tombeau, et du sang, des matières impures, des émanations infectes, qui font d'abord pâlir le flambeau de la vie, ont imprimé à la science un caractère aussi repoussant que son sujet. Aussi, voyez les élèves : l'étude de l'homme, qui aurait pour eux tant de charmes, si elle en embrassait d'abord le système tout entier, les remplit d'horreur et de dégoût, lorsqu'elle ne consiste qu'à en considérer les débris : devant des spectres qu'on ne cherche pas même à entourer de quelque attrait intellectuel, autour de la pierre glacée dont le froid s'étend un instant jusqu'au cœur, l'intérêt, le plaisir, fuient épouvantés ; l'ennui, qui est l'immobilité de la pensée, la plonge dans un état voisin de l'anéantissement ; c'est sous les coups de la mort que l'homme est tombé, et l'esprit, accablé sous ceux de la méthode, va languir au sein de la mort. Cependant, poussés par l'impérieux devoir, ces tristes élèves se livrent à des études, qui souvent se réduisent à les familiariser avec un air impur, du sang et des couteaux, et, successivement modifiés par l'habitude qui les jette dans la plus froide indifférence, ils finissent par décharner des cadavres avec moins d'intérêt que ceux qui leur en vendent les os.

Mais quoi! dira-t-on sans doute, embrasser dans son ensemble l'homme, cet être si compliqué, et dont les principales divisions sont l'objet d'autant de sciences! Oui, il faut l'embrasser tout entier, pour ne pas, je le répète, mutiler en les en arrachant les parties que l'on voudrait séparément examiner ; il faut, pour apprécier une harmonie particulière, jeter d'abord un coup d'œil sur l'harmonie générale, qui est comme le centre régulateur de tous les accords isolés ; il faut enfin examiner tous les groupes, pour arriver à la connaissance plus particulière d'un seul ; comme un général qui, pour bien disposer le plan d'une bataille, porte ses regards sur une vaste étendue de pays, en considère les grandes dispositions, les objets les plus remarquables, quoiqu'à la rigueur, il n'ait besoin que de bien connaître le lieu, toujours très-resserré, où il doit livrer le combat.

En mettant de côté une multitude de considérations accessoires, examinons la manière dont on présente l'homme, c'est-à-dire le cadavre, et, pour la bien apprécier, assistons aux premières leçons d'un cours d'anatomie : écouter ce sera lire, car on parle toujours comme un livre.

L'auditeur doit naturellement s'attendre à l'exposition de quelque grande masse, de quelque disposition principale ; n'ayant encore rien vu, ou du moins c'est ce qu'il faut toujours supposer, il doit croire qu'on va lui présenter des choses extrêmement faciles à voir. Mais quel est son étonnement! dès les premiers mots, le microscope devient indispensable, ou plutôt insuffisant, car la grande masse est aussi déliée qu'une ligne mathématique. La fibre élémentaire, en effet, vient se présenter sur la scène; les sens ne sauraient la saisir; mais il faut que la pensée conçoive qu'on a vu autrefois qu'elle consistait dans une série de molécules collées les unes aux autres par une espèce de gluten. Faire faire le premier pas dans la carrière de l'observation, en offrant à l'esprit des êtres invisibles, imaginés! et, en se conduisant ainsi, être soi-même observateur! En vérité, cela me paraît encore plus inconcevable que la fibre primitive. Il est vrai qu'aujourd'hui, cette fibre est abandonnée par tous les bons esprits; mais on lui substitue des globules microscopiques et une substance amorphe. Que des globules, que l'œil n'aperçoit pas, ressemblent à des molécules invisibles! et qu'elle est microscopique la différence qui existe entre un gluten imaginaire, par conséquent amorphe, et une substance sans forme, que l'esprit parvient, à l'aide d'un verre, à voir ou à concevoir!

On porte aussi loin que possible l'analyse des organes, c'est-à-dire qu'à une époque où l'homme devrait être considéré dans sa totalité, on le décompose dans un creuset jusque dans ses derniers élémens; de sorte que, d'un côté, il n'offre que des métaux qui se précipitent: qu'il est pesant! tandis que, de l'autre, il n'est plus que vapeurs, que fluides gazeux, qui s'élancent dans les airs : qu'il est léger! Comme pour consoler de l'avoir vu se dissoudre dans un creuset, on forme avec les globules et la substance sans forme, tous les tissus qui ont toujours une forme, absolument comme en géométrie, où, avec le point qui n'a aucune dimension, on en crée successivement trois, en formant la ligne, la surface et le corps. Anatomie, géométrie, science quelconque, tout vient se confondre dans le domaine de l'absurde, dès qu'il s'agit d'enseignement.

Les tissus étant formés, on les examine d'une manière générale, de sorte que le commençant qui, sans doute, attend toujours qu'on lui présente un homme, fixe avec étonnement ses regards sur des portions de tissu cellulaire, de membranes, d'artères, de veines, d'os, de cartilages, de fibro-cartilages, de ligamens, etc. Quel inconcevable abus de l'abstraction! Quoi! l'on ose parler à celui qui ne connaît du corps humain que les dispositions les plus apparentes de sa surface, du tissu cellulaire, qui enveloppe, lie, soutient, assujettit, pénètre, constitue toutes les parties! Des membranes, qui tapissent les grandes cavités, enveloppent en partie les organes les plus importans, leur fournissent des liens qui les fixent, ou leur permettent de se mouvoir, entrent plus ou moins dans leur composition! etc., etc. N'est-ce pas là présenter à l'esprit tout ce que l'abstraction peut offrir de plus vague, de plus obscur, de plus inintelligible? Car c'est surtout dans le corps humain qu'une partie, loin de consister en elle-même, étend son existence, va se compléter dans une multitude d'autres, dont à son tour elle est le complément; de sorte qu'en commençant par en abstraire une ou plusieurs, on les mutile, on tue en elles la vie de l'association; et il vaudrait bien mieux n'en avoir aucune idée que de s'en former celles que produit la rupture de tous leurs liens. Qu'apprennent donc à l'élève ces généralités sur des tissus qui ne sont pas même abstraits en totalité, puisqu'on n'en offre que des lambeaux? Elles lui apprennent à faire le premier pas dans des études qui, à mesure qu'elles s'élèveront, seront de plus en plus caractérisées par le vague, la confusion et l'incohérence; elles viennent surtout l'initier dans cet art si déplorable, mais si imposant, d'imprimer à l'organe de la parole des mouvemens dont comprend la valeur celui qui les exécute, à peu près comme un instrument de musique entend les sons qu'il produit.

Après ces généralités viennent celles qui ont rapport aux os. Ici l'on débute par l'énumération de ces parties, pour faire répéter aux échos étonnés quelques centaines de termes français, grecs et latins, et mettre de suite l'élève dans la nécessité d'apprendre cette longue série de mots qui, formés d'après les heureuses comparaisons des anciens, introduisent dans son esprit des chauves-souris, des cribles, des couronnes, des ongles, des cornets, des socs de charrue, des marteaux, des étriers, des enclumes, des clefs, des îles, des bateaux, des pois, des lentilles, des coucous, des flûtes, et enfin la lune : mélange bizarre qui ne permet à l'esprit que d'être occupé de son étonnement !

Voilà donc l'élève ébahi, tombé des nues, ou de la lune, si l'on veut : mais bientôt, revenu à lui-même, il se désespère, et, déjà désolé par tout ce qu'il a entendu avant cette étrange énumération des pièces du squelette, il se dégoûte, se décourage, ne rencontre dans la plus intéressante de toutes les sciences qu'une sorte d'épouvantail intellectuel, et, s'il n'en abandonne pas l'étude, ce n'est que parce qu'il est forcé de s'y livrer : toujours le devoir qui commande vient remplacer le plaisir qui séduit ; toujours, violenté par la méthode, l'esprit se ferme à la connaissance qui, de son côté, feint de s'offrir à lui.

Au dénombrement des os, en succède un autre au móins aussi étonnant : comme si la nature eût placé sur la surface de ces organes les grandes coupes de l'existence, on en observe avec une exactitude vraiment scientifique, les sillons, les gouttières, les coulisses, les fosses, les fossettes, les cellules, les sinus, les trous, les fentes, les conduits, les rainures, les échancrures..... On passe en revue la stupéfiante litanie des têtes, des condyles, des épiphyses, des apophyses, nommées malaires, zygomatiques, épineuses coracoïdes, mastoïdes, odontoïdes, clynoïdes, coronoïdes, styloïdes..... On y ajoute les crêtes, les dentelures, les racines, les empreintes, les protubérances, les tubérosités, les bosses..... et enfin la pensée, en admiration au sommet d'une épine, va contempler la ligne et la rugosité !

Qu'on se figure ce que doit être un esprit tout à coup hérissé de tant d'éminences, creusé de si nombreux enfoncemens ! Rempli, gorgé de son sujet, il doit être aussi propre à se livrer à l'exercice de ses facultés, qu'un os, disséqué, est capable d'exécuter des mouvemens. Sec comme une apophyse, creux comme une fosse, obscur comme un sinus, étroit comme un conduit, percé, sillonné, dentelé, échancré, bosselé, il offre vraiment l'image d'un squelette intellectuel, et il n'est pas étonnant qu'ensuite un semblable fantôme mette partout en fuite la vérité : timide, craintive, facile à effrayer, elle cèdera sa place à l'audacieuse erreur, amie des spectres et des chimères.

Mais c'est peu de considérer les dispositions extérieures des os, il faut encore en examiner scrupuleusement la structure intime ; aussi le démonstrateur se hâte-t-il d'en décrire, avec un sérieux aussi difficile à concevoir que sa méthode, les fibres, les lames, les cellules, les substances compacte, spongieuse et réticulaire, le canal médullaire, les conduits nourriciers, tous les trous grands moyens, petits, invisibles, la moelle, la membrane interne, le suc médullaire, les artères, les veines, les vaisseaux lymphatiques, et enfin les nerfs, que sa pensée seule peut suivre dans leur intérieur ; ensuite il passe à leur développement, et, après avoir analysé point par point les opinions de ceux qui l'attribuent tour à tour à la concrétion d'un suc gélatineux épanché, à l'épaississement de la lymphe, au dépôt d'un tartre osseux dans une substance cellulo-cartilagineuse..... son esprit va quelquefois, sans pouvoir s'en dépêtrer, se débattre dans la glu des os d'un poulet !

On serait prêt à rire, si le ridicule lui-même ne

venait pénétrer d'un sentiment de douleur. Eh, quoi! l'on débute dans l'enseignement d'une science, non seulement par l'exposition des détails les plus déliés, mais encore par l'examen de ce qu'elle offre de plus obscur et de plus mystérieux ! L'élève, qui ne sait rien encore, ne peut comprendre que les choses les plus simples, les plus faciles, et celles qui viennent s'offrir à lui s'entourent de tant de difficultés, qu'elles ne seront peut-être jamais connues! Faute d'avoir été convenablement exercé, il n'est capable que d'en considérer un petit nombre, et on lui en présente plus qu'il n'y a de secondes dans le temps que dure la leçon ! La nature elle-même de la matière l'attriste, et le dégoût dont on l'entoure vient encore l'accabler ! Ce n'est pas l'homme, ce n'est pas la vie qu'il vient étudier, c'est un cadavre, décomposé par l'analyse plus impatiente, plus avide de destruction que la mort, et, tandis qu'il le considère, son esprit est assassiné!

A l'égard de la description de chacun des os en particulier, on les décrit de suite avec une exactitude qu'on ne saurait qualifier, et les subdivisions des divisions de ces organes, mille fois divisés, sont poussées à l'infini; on découvre jusqu'à la particule de la matière, et on saisirait l'atome, s'il ne venait se perdre dans la série des sons qui servent à l'exprimer : c'est ainsi que l'on voit le démonstrateur indiquer, toujours sans rire, le trou orbitaire interne et antérieur, envahi quelquefois par les progrès de l'ossification, et qui, malgré cela, doit donner passage au *filet ethmoïdal de la branche nasale du nerf ophthalmique de Willis* à une artériole et à une veinule! *L'hiatus Falopii*, ou *l'hiatus antérieur de l'apophyse pétrée*, trou quelquefois à peine visible et qui, placé derrière un sillon souvent aussi peu apparent, donne passage à un ramuscule artériel et à *un filet nerveux du ganglion sphéno-palatin*, ou au *filet supérieur du nerf vidien*, *ou ptérygoïdien* ! L'empreinte rugueuse de la face inférieure du rocher, à laquelle s'attachent le muscle péristaphylin interne, et, de plus, le muscle interne du marteau, composé peut-être de trois ou quatre fibres élémentaires. L'apophyse orbitaire de l'os palatin, un peu plus volumineuse qu'une grosse tête de mouche, et qui présente cinq facettes bien distinctes : une supérieure, une antérieure, une interne, une externe et une postérieure, sans compter les considérations dont chacune est l'objet! L'apophyse *crista galli*, qui est certainement un des derniers détails, et que néanmoins on divise en deux faces latérales, en bord antérieur, en bord postérieur, en base et en sommet, divisions dont on indique si exactement les diverses manières d'être, qu'on va jusqu'à faire remarquer, avec un soin bien digne de remarque, que la partie supérieure du bord antérieur n'offre rien de remarquable ! !... N'allons pas plus loin ; nous finirions par passer en revue cette populace criarde de détails qui, sur un théâtre où elle vient si souvent embarrasser la scène, obtient de ceux qui le dirigent la coupable faveur de jouer les principaux rôles.

Voilà donc l'anatomiste entièrement éloigné du véritable point de vue sous lequel doit être d'abord considérée la science, puisque la manière dont il la présente est précisément l'inverse de celle qu'indique la nature; cela est si vrai qu'un cours, qui devrait en quelque sorte offrir l'image d'un triangle dont la base correspondrait aux premières leçons, présente celle d'une ligne presque partout également déliée, et même moins apparente à son principe qu'à sa terminaison, car enfin des fibres élémentaires, des globules microscopiques, sont bien plus difficiles à voir que les plus petites particularités qu'offre la surface des organes. J'ai donc eu raison d'avancer qu'en anatomie, on ne fait point usage de la méthode que j'ai exposée..

Indépendamment de la méthode, qui consiste dans la manière dont les choses doivent être présentées, il y a encore l'ordre selon lequel il convient d'en examiner les élémens. Voyons donc comment on procède à cet égard.

Jamais, jusqu'à ce jour, cet ordre n'a varié, et il consiste dans l'exposition successive de tous les os, de tous les muscles, de toutes les artères, et ainsi de suite. Quelque imposante que puisse être l'autorité de tous les anatomistes, je vais démontrer que cet ordre est si vicieux, qu'il s'oppose à l'acquisition des connaissances les plus importantes : la démonstration ne reconnaît point d'autorité.

Observons d'abord que, si l'on ne se proposait que d'examiner en grand les divers organes, cet ordre ne donnerait lieu à aucun inconvénient; mais il s'agit ici de l'anatomie qui, sous le nom de descriptive, s'étend jusqu'aux derniers détails; et c'est à son égard qu'il devient essentiellement défectueux. En effet cette anatomie est celle que doit plus particulièrement connaître celui qui se destine, ou se livre à la pratique de la chirurgie, et tout le monde convient que, des diverses dispositions des organes, celles qui consistent dans les rapports sont, pour le chirurgien, de la plus haute importance. Je citerai à cet égard l'un de nos plus grands maîtres, qui dit que, si l'on retranchait cette partie importante de la description, celle-ci perdrait, non-seulement presque tout son intérêt, mais encore toute son utilité pratique (préface de l'anatomie de Mr le professeur Boyer). Il est donc évident que l'ordre dans lequel on décrira les organes sera d'autant plus avantageux qu'il rendra les rapports plus faciles à saisir et à rappeler. Or, en examinant successivement et sans interruption, tous les os, tous les muscles, etc., on suit un ordre qui est précisément le plus défavorable; car, tandis que l'appréciation la plus parfaite d'un rapport dépend de la simultanéité des impressions produites par les deux objets comparés, il établit le plus grand intervalle possible entre ces impressions. Pour bien faire ressortir cette vérité, considérons un groupe quelconque, l'avant-bras, par exemple.

Quand on décrit les os de cette partie, on ne peut pas montrer leurs rapports avec les muscles qui s'y attachent ou les couvrent, puisqu'ils sont dépouillés de ces organes; ceux-ci ne se présenteront qu'après que l'on aura terminé l'étude de l'ostéologie et de la syndesmologie, c'est-à-dire qu'entre les impressions transmises par les deux termes du rapport, il y aura environ un intervalle de deux mois, et pense-t-on qu'après un si long espace de temps, on ait un souvenir bien exact des diverses dispositions de ces os? Pense-t-on que la manière si défectueuse dont ceux-ci ont d'abord été présentés soit bien propre à rendre ce souvenir durable? Si quelqu'un le pense, il est certain que ce ne sera pas un élève. Et qu'on n'oppose pas que lorsqu'ensuite on voit les muscles, on voit aussi les os, parce que si l'on ne se souvient que confusément de ces derniers, celles de leurs régions qui correspondent, donnent attache aux premiers, flottent au sein de la même confusion : dès qu'un tout est mal connu, une de ses parties ne saurait être bien appréciée; seule, isolée de tout le reste, elle n'offre aucun sens, ne signifie absolument rien, et l'esprit en repousse ou en laisse fuir l'impression.

Ce que je viens de dire s'applique aux muscles à l'égard des artères, et en général à une partie quelconque, considérée dans ses rapports avec celles qui l'avoisinent. Bien plus, il faudra, pour avoir une idée entière des relations des os et des nerfs, attendre depuis le commencement du cours jusqu'à la fin; pendant cinq ou six mois, la moitié de l'idée d'un rapport restera en suspens, flottera dans le cerveau, et, au sixième mois, presque entièrement effacée, elle ira s'unir à l'autre moitié; quel tout résultera de cette union! Il me semble voir un insensé qui, pour exprimer très-clairement ses pensées, écrirait la première partie de chaque phrase avec de l'eau, et la seconde avec de l'encre. Comment pourrait-il ensuite savoir ce qu'il aurait écrit? Comme un élève sait ce qu'il a étudié.

On dira peut-être, à l'égard des muscles, des artères et des nerfs, que, quand on décrit les premiers, on voit très-bien les seconds, et que, par conséquent, on peut facilement apprécier les rapports. Mais il est facile de faire voir qu'il n'en est pas ainsi. En effet, pour bien apprécier un rapport, et surtout en conserver le souvenir, il ne suffit pas d'en voir à la fois les deux termes; il faut encore les bien examiner l'un et l'autre, donner à chacun d'eux le même degré d'attention. Or, quand on décrit un organe, c'est presque sur lui seul que porte l'examen; ceux qui l'avoisinent ne sont que vaguement considérés; leur couleur frappe l'œil, leur nom ébranle l'oreille, mais l'esprit les examine à peine; et cela dépend, ou de ce qu'il y a long-temps qu'ils ont été étudiés, ou de ce qu'ils appartiennent à un système encore inconnu. On voit donc que, jamais on n'étudie réellement que les organes qui sont le sujet de la description. Au reste, que l'on rappelle soi-même ses premières études, et l'on se convaincra bientôt que l'on s'occupe d'abord presque uniquement d'os, puis de muscles, ensuite d'artères, et ainsi successivement.

Mais je vais plus loin, et je dis qu'il est impossible de parvenir à se faire une idée exacte et permanente du terme secondaire du rapport, quel que puisse être le soin avec lequel on l'examine, ce qui dépend de ce qu'il consiste dans une division d'un système qu'on ne connaît pas ; les vaisseaux, en effet, restent long-temps inconnus, et les nerfs plus long-temps encore, ou réciproquement. Citons un exemple : lorsqu'on expose les muscles de la couche profonde de la jambe, on indique leurs rapports avec l'artère péronière, la tibiale postérieure et le nerf qui accompagne celle-ci ; mais ce nerf et ces vaisseaux sont des divisions du système artériel et nerveux, qui n'ont point encore été exposés, et, en les observant, on s'en fait une idée à peu près semblable à celle que l'on acquiert, lorsqu'on examine ces rameaux confusément épars autour des arbres dont on les a retranchés ; de part et d'autre, ce qu'on observe, sans origine, sans soutien, sans liaison, s'échappe de l'esprit, après y avoir un instant flotté. Ici, pour vérifier encore les causes par les effets, interrogez un élève, qui vient de voir la myologie, sur les artères ou sur les nerfs qui ont des rapports avec les muscles, et vous trouverez dans ses réponses toute la confusion des rameaux élagués.

Pour achever de démontrer une proposition si contraire à l'usage ; présentons une considération des plus importantes. Sous le rapport de la pratique, le domaine chirurgical peut être considéré comme divisé en une série de petits domaines, qui comprennent la tête, le cou, l'épaule, etc. (1). C'est donc chacun de ces groupes que le chirurgien a essentiellement besoin de connaître. Mais l'étude successive de toutes les parties des systèmes osseux, musculaire, etc., conduit à la connaissance de chacun de ces systèmes, dont à coup sûr la totalité n'a été ni ne sera jamais embrassée par une opération, et, loin de contribuer à transmettre une idée exacte de chaque groupe, nous venons de voir qu'à leur égard, la connaissance la plus importante, celle des rapports, n'est que très-imparfaitement acquise. On voit donc qu'en ne cherchant jamais à se faire une idée de l'ensemble de chaque groupe, on néglige l'objet principal, et qu'on s'attache à ce qui ne l'est pas, en étudiant toujours successivement et sans interruption, toutes les parties des grands systèmes dont le corps se compose : en un mot, pour arriver au but, on

(1) On pourrait croire qu'il s'agit ici de l'*anatomie des régions*; mais cela n'est pas, comme on va bientôt le voir.

s'écarte du court chemin qui y conduit, et l'on s'engage dans un long sentier qui n'y fait pas parvenir.

Enfin observons qu'il est absolument nécessaire que le véritable chirurgien voie dans son esprit tous les élémens de chaque groupe de la manière la plus conforme à celle dont les a disposés la nature : il faut que pour lui, l'idée du muscle s'applique, s'attache à l'idée de l'os, que l'idée de l'artère coule le long de l'idée du muscle ou du nerf, que l'idée d'une branche artérielle ou nerveuse, effleure, sillonne, pénètre ou traverse l'idée de tel ou tel organe.... Or c'est en se livrant à l'étude de chaque groupe, ou, à défaut de cette étude, à une longue suite de réflexions, qu'il parvient à établir cette identité entre les objets étudiés et leur image intellectuelle. Alors, pense-t-il à la tête, au cou, au bras, à un groupe quelconque, ce groupe est pour lui comme s'il était transparent : peau, muscles, os, nerfs, vaisseaux, tout s'offre à lui d'une manière simultanée; et, si, avant que le sang coule, sa vue ne pénétrait point ainsi à travers l'opacité des tissus, il n'opérerait pas, ou bien le fer, dans ses tremblantes mains, errerait au hasard au milieu des organes, et, glissant sur ce qu'il faudrait détruire, attaquant ce qui devrait être respecté, sa pointe homicide irait bientôt se plonger dans les canaux où circule la vie.

Je pourrais étayer ma proposition de considérations nouvelles ; mais celles que je viens d'offrir me mettent en droit de conclure, sans hésiter, que l'ordre qu'on suit dans l'exposition des organes est essentiellement contraire à l'exacte appréciation des rapports, et, par conséquent, à l'acquisition des connaissances les plus importantes.

Mais je prévois une objection générale : on dira sans doute que c'est pourtant à l'aide d'une méthode et d'un ordre, selon moi, si vicieux, que se sont formés les anatomistes et les chirurgiens les plus justement célèbres. Il est facile de montrer combien cette objection est peu fondée. En effet, une mauvaise méthode, un ordre défectueux, enfin toute manière vicieuse de transmettre les connaissances, est comme un voile plus ou moins épais qui vient se placer entre la vue et les objets ; mais, quelle que soit l'épaisseur de ce voile, il n'est jamais entièrement opaque, de sorte que, s'il ne permet point de tout voir d'une manière bien distincte, il laisse encore apercevoir quelque chose; et l'on peut, à force de regarder, finir par distinguer assez bien ce que d'abord on avait eu peine à entrevoir. Mais quels sont ceux qui s'obstinent à regarder ? Ce sont des hommes dont la vue est presque infatigable, et la difficulté ne fait que les rendre de plus en plus opiniâtres : l'attaquer est pour eux un plaisir ; la combattre une gloire ; la vaincre le plus doux des triomphes ; tandis que ceux dont la vue est médiocre se fatiguent, même avant de se livrer à la lutte ; le moindre effort les affaiblit, et, pour eux, peu de lumière produit l'effet d'une profonde obscurité. On peut dire qu'une méthode vicieuse est comparable à de mauvais alimens qui, tandis qu'ils font périr ou incommodent beaucoup de monde, n'empêchent pas certains individus privilégiés de se porter tout aussi bien que ceux qni font usage de la meilleure nourriture. Cependant il y a lieu de croire qu'ils seraient encore plus vigoureux, s'ils prenaient de bons alimens, comme on peut penser que ceux qui se distinguent le plus en anatomie et en chirurgie auraient acquis plus d'habileté, plus de connaissances, s'ils avaient suivi une bonne méthode, puisqu'ils auraient utilisé le temps qu'ils ont employé à vaincre les difficultés inséparables de toute méthode vicieuse; il est même probable qu'ils se seraient formé un meilleur esprit, car il est difficile d'abandonner entièrement la manière dont on a d'abord exercé la pensée.

Tels sont les vices principaux de la méthode selon laquelle l'anatomie est présentée ; et je pense que, d'après l'analyse sévère, mais exacte, que je viens d'en faire, tout homme de bonne foi conviendra que cette méthode est à tel point défectueuse, qu'elle embarrasse l'esprit, accable la mémoire, ôte à la science tout l'intérêt qu'elle est si propre à inspirer, et donne naissance à un système d'idées qui n'est nullement en harmonie avec celui que nous offre la nature dans le plus parfait de ses ouvrages.

Après avoir tracé la bonne route, et signalé le mauvais chemin, je vais, en examinant la manière dont l'homme doit être considéré, présenter le plan d'un ouvrage qu'on n'a pas encore daigné faire en faveur des ignorans, qui méritent bien néanmoins que l'on s'occupe d'eux ; car c'est de leur foule sans cesse renaissante que s'élèvent les savans ; c'est toujours sur l'arbre de l'ignorance que vient se greffer l'arbre du savoir. Pourquoi faut-il que l'homme l'oublie, lorsque, parvenu au faîte de la science, il devrait toujours s'attacher à éclairer, sans jamais chercher à éblouir !

Comme Paris, comme un tableau, comme un système quelconque, l'homme a son ensemble, ses grandes masses, ses groupes secondaires, et ainsi de suite, et, par conséquent, il doit être l'objet d'autant d'examens qu'il offre de divisions, sans oublier néanmoins que le nombre de ces examens, qu'il est toujours nécessaire de réduire, doit être déterminé par la nature du sujet que l'on traite. Or, pour développer convenablement celui dont je vais m'occuper, il conviendra de l'examiner trois fois; de sorte que mon ouvrage sera divisé en trois parties.

Dans la première partie, assimilant d'abord l'homme à un monument, dont la vue ne peut embrasser l'ensemble qu'à une distance déterminée, nous nous en éloignerons, et alors, il nous offrira un système caractérisé par toutes les conditions qui président au plus beau mode d'existence. Nous le verrons, en effet, sentir, penser, se mouvoir, s'entretenir dans l'état le plus favorable à l'exercice de ses fonctions, faire passer lui-même une portion de sa vie dans des êtres nouveaux, et, en se livrant à cette longue série d'actes, étendre sur tout ce qui l'entoure un empire dont sa volonté seule peut poser les limites. Ce sera là l'objet d'un examen préliminaire.

Ces considérations sur ce qu'il y a dans l'homme de plus largement dessiné; ce mélange de facultés, d'actes et de matière, dans lequel restent confondus les causes et les effets; cette réaction secrète d'un premier mobile sur toutes les parties d'un système qui sent, pense, délibère, agit, se commande à lui-même, transmet ses ordres, les exécute... tout cela excitera le désir de considérer de plus près ce qui n'aura été vu qu'en masse ; si même un léger vague règne dans les idées, il engagera à en acquérir de plus exactes, comme on brûle de soulever un voile derrière lequel une beauté ne se laisse qu'entrevoir ; en un mot, intéressé par un examen qui laissera quelque chose à désirer, l'esprit sentira le besoin de se livrer à un examen nouveau. C'est ainsi que la considération de l'homme tout entier conduira par degrés à en examiner les élémens matériels, tandis qu'une matière froide et inanimée, offerte tout à coup aux regards, rend l'étude repoussante comme elle.

Ainsi engagés à considérer l'homme de plus près, c'est sur son système matériel que nous porterons plus particulièrement nos regards ; en tournant autour de ce système, nous en examinerons les dispositions principales, et cet examen nous fera découvrir le plus beau rapport entre la manière plus ou moins efficace dont la nature l'a fortifié et celle dont le centre intellectuel peut faire usage de ses moyens d'observation, d'attaque et de défense ; nous verrons, en effet, ce centre toujours puissant, toujours actif sur un plan fragile et délicat, tandis que, passif, dépouillé de toute sa puissance, il ne se montrera même jamais sur le plan opposé, où le système est presque inattaquable.

De même que l'examen préliminaire aura rendu curieux de considérer l'homme de plus près, de même cette seconde considération, simplement relative à la surface, fera naître le désir de pénétrer dans l'intérieur; nous ouvrirons donc l'homme, comme on ouvre un livre, une montre, après en avoir examiné l'extérieur. Mais ici viendra s'offrir tout à coup le tableau le plus compliqué, car les rouages intérieurs sont extrêmement nombreux, les actes encore plus multipliés, et il y a à considérer, dans les premiers, leurs dispositions; dans les seconds, la manière dont ils sont produits, et, dans les uns et les autres, leur mode de subordination. Tout cela est difficile à comprendre, et cependant il faut de toute nécessité s'en faire de suite l'idée la plus claire; car comment pouvoir se livrer avec fruit à l'étude d'une immense série d'élémens isolés, si l'on n'a pas d'abord apprécié le rôle que jouent dans la totalité du système les groupes principaux qu'ils contribuent à former? Or, après y avoir long-temps réfléchi, j'ai trouvé un terme de comparaison extrêmement facile à comprendre, car tout le monde le connaît, et, il est tellement exact qu'il offre le tableau le plus fidèle de tout ce qui a rapport à l'existence physique et intellectuelle. C'est par ce moyen que je suis parvenu, dans le court espace d'une leçon, à faire saisir de la manière la plus facile cet immense tableau.

L'expérience me l'a appris : rien n'est plus capable d'étonner, de ravir la pensée, que cette connaissance soudaine du plus compliqué comme du plus beau de tous les enchaînemens. L'ignorant, qui semble alors sortir d'un profond sommeil, tressaille en contemplant ce miroir intellectuel qui lui retrace son image ; il se voit, se comprend, pour la première fois, et, dans l'admiration qu'il se cause à lui-même, il devient semblable à la statue qui sentirait tout à coup circuler dans son sein la flamme coulante de la vie.

Après avoir donné, à l'aide du terme de comparaison, une idée de la disposition de tous les appareils et de l'exercice de leurs fonctions, je passerai à la description des uns et des autres ; mais je la ferai tellement à grands traits, qu'elle sera à l'examen le plus soigné, ce qu'en dessin, le croquis est à un tableau achevé. Tout cela constituera une première section.

Enfin je traiterai des fonctions intellectuelles ou de l'entendement, mais d'une manière un peu plus spéciale que de l'organisation, parce que je ne m'en occuperai plus dans le reste de l'ouvrage. Ce sera l'objet d'une seconde section.

Passant à la seconde partie, je considérerai les organes en grand, c'est-à-dire, sous le rapport de leurs principales dispositions, et, conformément à l'ordre ordinaire, j'examinerai d'abord les os, puis les muscles, etc. De plus, je présenterai, après chacun des appareils qu'ils constituent, ce qu'on nomme les généralités, ou les considérations générales.

Enfin, dans la troisième partie, revenant sur ces mêmes organes, je les décrirai avec toute l'exactitude qui caractérise les anatomistes les plus rigoureux. Mais, ici, se présente la question relative à l'ordre qu'il convient de suivre.

J'ai déjà fait observer que, lorsqu'il s'agit de l'anatomie descriptive, qui est celle qu'il importe essentiellement au chirurgien de connaître, l'ordre généralement adopté est extrêmement défectueux, puisqu'il s'oppose à l'acquisition de la connaissance la plus importante, à celle des rapports; et j'ai encore fait remarquer que c'est l'étude spéciale des petites divisions qu'on peut faire du corps humain, qui fait acquérir cette connaissance. Or c'est de l'anatomie descriptive qu'il s'agit ici, et, par conséquent, ce sont ces petites divisions qu'il convient d'examiner avec le plus grand soin, c'est-à-dire, qu'il faut faire sur chacune d'elles, considérée comme un petit corps, un petit cours d'anatomie, en adoptant alors l'ordre ordinaire dans l'examen successif des objets. Ainsi, en prenant la tête pour exemple, il faut en décrire, d'abord, les os; puis les muscles, etc. (1)

Afin de ne pas trop morceler le corps, je donnerai aux divisions une certaine étendue, plus grande même, pour quelques-unes, qu'il ne conviendrait qu'elle le fût, ce qui, par conséquent, les rendra peu nombreuses; ainsi je n'établirai que les cinq suivantes : la tête, la poitrine et le cou, l'abdomen, le membre thoracique et le membre abdominal.

Cependant, suis-je en droit de diviser ainsi le corps en parties, que les anatomistes n'ont jamais considérées comme de petits ensembles isolés? Oui, j'ai ce droit, et je l'ai acquis; car, les appareils et les

(1) Ce n'est pas là, comme on pourrait le croire, l'anatomie des régions, qui suppose l'anatomie descriptive déjà connue, puisqu'en l'exposant, on n'a principalement pour objet que d'indiquer la manière dont les organes sont disposés les uns par rapport aux autres, et de déduire les conséquences pratiques qui peuvent résulter du mode de cette disposition; en un mot, l'anatomie des régions est celle de l'élève déjà instruit : elle le fait réfléchir sur ce qu'il a appris.

organes ayant été considérés dans leurs grandes dispositions, on a une idée très-exacte du tout que leur réunion constitue ; ces hommes osseux, musculaire, artériel... étudiés dans leur ensemble et leurs plus petits groupes, donnent l'idée la plus parfaite de la totalité du corps de l'homme; or, un tout étant connu, on est maître de le diviser à son gré, pour étudier à part chaque division; vainement décomposé par l'analyse, il est sans cesse reformé par l'esprit. Ce sont les anatomistes qui n'auraient point le droit de considérer ainsi l'homme par portions isolées, parce que, n'ayant pas d'abord jeté le plus léger coup-d'œil sur l'ensemble, ils n'obtiendraient que des fragmens d'un système encore inconnu, sortes de tronçons qui ne se rattacheraient à rien, auxquels rien ne viendrait se rattacher ; mais moi, encore une fois, j'ai acquis ce droit, et je ne dois pas craindre d'en faire usage. Au reste, loin de devenir la source de quelque inconvénient, l'ordre que je viens d'établir donne lieu à des avantages que je vais indiquer, ou reproduire, quelques-uns nous étant déjà connus.

Cette stupéfiante monotonie que répand sur plusieurs mois d'étude la contemplation non interrompue d'ossemens, auxquels viennent succéder des séries tout aussi fastidieuses de ligamens, de muscles, etc., sera remplacée par une agréable et utile diversité; et quel avantage d'être soustrait à la monotonie, ce fléau, cet éteignoir de l'esprit, dans des lieux où tout semble ralentir la marche du temps! — Les os de chaque groupe étant peu nombreux, et, par conséquent, leur étude étant bientôt terminée, ils n'auront pas eu le temps de s'échapper du souvenir, lorsqu'on arrivera à l'examen des muscles; l'esprit ne s'exercera pas sur deux termes de comparaison, dont l'un est presque toujours absent, quand les objets sont présentés dans l'ordre généralement suivi; d'où il résultera que, le vague des impressions faisant place à la netteté des idées, on acquerra une connaissance exacte des rapports. Il en sera de même des muscles, à l'égard des artères; de celles-ci, à l'égard des nerfs, etc. — Les divers élémens dont se compose chaque petit ensemble étant ainsi étudiés à des époques fort rapprochées les unes des autres, ils seront vus d'une manière qui s'éloignera le moins possible du mode simultané de leur existence, de sorte qu'ils se retraceront à peu près dans l'esprit comme ils sont disposés dans la nature; or on sait d'autant mieux, que le système des idées offre dans ses dispositions plus de ressemblance avec celui qui est l'objet de l'étude. — L'homme ayant été présenté en grand, et même examiné jusque dans ses organes, on aura vu chacun de ceux-ci; par conséquent, dans cette troisième partie, on ne pourra point en rencontrer d'inconnus autour de ceux dont on s'occupera plus particulièrement; il résultera de là que jamais l'un des deux termes de la comparaison ne restera vague et indéterminé, et, pour cette nouvelle raison, le rapport sera encore mieux apprécié. — L'ouvrage dont je présente le plan renfermera, comme l'homme, une tête entière, un tronc complet, des membres achevés; ce qu'on aura besoin d'examiner, de revoir dans un groupe quelconque, s'y trouvera réuni avec tout ce qui appartient à ce groupe; d'où il suit qu'on n'aura pas besoin d'aller chercher les os dans un volume, les muscles dans un autre, et ainsi de suite. — S'il est impossible de présenter la récapitulation d'objets çà et là disséminés dans l'espace de plusieurs mois, on peut très-bien les récapituler, lorsque quelques jours seulement ont été consacrés à leur étude, et c'est ce que je ne négligerai jamais de faire; or, la récapitulation, en rapprochant les objets, donne aux idées une disposition qui s'éloigne de moins en moins de la simultanéité; de plus, l'ensemble des récapitulations offre une anatomie très-abrégée, quoique complète, et elle convient d'une manière spéciale à celui qui a besoin de revoir très-rapidement cette science. — Enfin, si dans les travaux anatomiques on suivait l'ordre que je considère, l'élève ne serait point condamné à attendre quelquefois plus d'un mois qu'on lui livrât un cadavre; il y aurait toujours quelque partie à sa disposition, de sorte qu'il emploierait à travailler le temps qu'il passe à s'ennuyer, à se dégoûter d'une étude déjà pour lui si peu attachante.

Récapitulons ce qui est relatif au plan que je viens d'exposer. La première partie renferme tout ce qu'il y a dans l'homme de plus grand, de plus prononcé, de plus propre à exciter d'abord l'intérêt; et elle convient à tout le monde, au littérateur comme à celui qui commence à se livrer spécialement à l'étude de l'anatomie; elle suffit à l'un, et introduit l'autre dans une carrière d'autant plus difficile à parcourir, que l'on s'y engage plus avant. Dans la seconde partie, l'élève, déjà livré à une étude beaucoup plus sérieuse, examine dans les diverses régions du corps les organes qui s'y rencontrent; mais il se borne à en considérer les manières d'être les plus frappantes; il apprend à peu près ce qui est resté dans la tête du médecin, et souvent même dans celle du chirurgien; car l'esprit est un véritable crible, qui, toujours en mouvement, conserve le gros savoir, et laisse passer le poussier des connaissances. Borné à ces simples considérations, il se fait de tout une idée claire, peu fugace, tandis que, d'après la méthode ordinaire, celles qu'il s'efforce d'acquérir sont si nombreuses, si confuses, si fugitives, qu'après en avoir été accablé, il ne conserve guère que le souvenir des vains et pénibles efforts qu'elles lui ont coûtés. Enfin, dans la troisième partie, poussant beaucoup plus loin l'examen, il donne à ses connaissances toute la perfection dont elles sont susceptibles, et alors, étant instruit, il est intéressé à examiner une multitude de détails qui, dès le début, ne peuvent jamais causer que le plus profond ennui; il peut même en retenir un très-grand nombre, parce qu'ils se rapportent à des dispositions qui lui sont bien connues : c'est un arbre qui, jusque-là, réduit pour lui à son tissu ligneux, se couvre tout à coup de feuilles; il le trouve plus beau, et considère sans confusion les nouvelles parties dont il connaît tous les supports.

Ainsi considéré, l'homme sera facilement saisi, depuis son ensemble et ses plus grandes masses, jusqu'aux plus petits détails, pourvu toutefois qu'on examine sur la nature tout ce qu'indique la description. Cependant plusieurs de ceux à qui suffit la première partie, ne pourraient jamais se décider à fixer leurs regards sur les restes de l'homme, et les élèves eux-mêmes, auxquels convient d'abord cette même partie, trouveraient fort agréable de pouvoir acquérir des connaissances fondamentales, sans être de suite obligés d'étudier sur le cadavre ; or, comment les uns et les autres pourraient-ils se faire une idée de choses dont rien ne viendrait leur offrir l'image ? C'est comme si, dans leur cabinet, ils voulaient étudier la géographie, sans mappemonde ni sans cartes. A défaut de la nature, il faut donc leur en offrir la représentation, c'est-à-dire des dessins, qui rendent les objets avec toute la fidélité qui peut se rencontrer dans une copie.

C'est d'après ces considérations que je me suis décidé à ajouter des planches au premier volume ; et, au lieu de les confier aux soins d'un dessinateur habile, c'est moi-même qui les ai faites, quoique le dessin soit le moindre de mes talens. Mais pourquoi donc me suis-je donné une préférence que je reconnais ne pas mériter ? Le voici : quand il s'agit d'instruire, il faut, pour rendre convenablement une chose, la bien connaître, apprécier exactement l'objet dans lequel on la présente, et surtout entrer parfaitement dans l'esprit de ceux à qui on veut en transmettre une idée ; or, il est bien rare qu'un simple artiste ne soit pas entièrement étranger à tout cela. Il peut faire admirer son talent, mais à quoi sert qu'on l'admire, si la vérité qu'on cherche disparaît au milieu des beautés dont elle est enveloppée? Si le prestige, qui séduit, remplace la réalité, qui seule peut instruire? Mieux vaut sans doute une vérité simple, dépouillée de toute espèce d'ornemens.

Il me reste à dire deux mots sur le style qui, dans un ouvrage quelconque, constitue une des conditions les plus importantes.

Quel est celui qui convient à l'exposition des sciences? On répond de toutes parts qu'il doit être toujours sévère, sérieux, froid, sec même, comme le sujet dont on s'occupe : il faut que la vérité ne sourie jamais à l'esprit, et que l'esprit, toujours gravement fixé sur la vérité, ne l'accueille jamais du plus léger sourire; en un mot, science et tristesse, langage et aridité, étude et froideur, tout cela doit être inséparable, identique même. Une connaissance qui, entourée de quelque attrait, aurait été agréablement acquise, cesserait d'être une véritable connaissance, comme un malade ne pourrait être que mal guéri, s'il ne l'avait point été selon les règles que l'art a prescrites.

Il faut être bien ennemi de la pensée pour la condamner ainsi à une affliction éternelle; pour placer à l'entrée du temple de la science, une espèce de Cerbère chargé du soin de repousser tout ce qui pourrait ressembler à l'attrait ou au plaisir! Eh! qu'a donc gagné le jeune homme, d'avoir cessé d'être enfant, si son premier banc de pénitence s'est étendu jusqu'à la grande école, où doit régner, à côté de la science, l'impitoyable dieu de l'ennui?

Mais ici l'usage a une cause qu'il est facile de saisir. Ce qu'il y a de grand dans les choses offre le caractère de ce qui constitue le beau, et cela seul aussi se concilie avec la grandeur et la beauté de l'expression, tandis qu'avec la petitesse du détail, le style se resserre, se rétrécit, se dépouille de tous ses charmes, et l'esprit attristé se concentre sur quelques vérités moléculaires, au lieu de s'épanouir en contemplant de larges vérités. Or, quoi de plus petit, de plus délié, que ces élémens des sciences qui ont été pris pour les élémens intellectuels? Il a donc fallu, pour ne pas tomber dans le ridicule du contraste, conformer l'expression à des choses presque imperceptibles; il a fallu, pour éviter l'emphase, que le style fût étroit, resserré, comme l'objet lui-même de l'étude. Que dirait-on de celui qui parlerait d'un élément organique, perdu au fond d'un creuset, comme de *l'homme dont le front majestueux s'élève au-dessus de tous les êtres vivans, qui semblent ramper à ses pieds?* On rirait de lui, en le plaçant à côté de ces vains discoureurs qui, comme saisis d'admiration, en décrivant une crête, une épine, une rugosité, s'efforcent de faire passer dans ces arides détails toute la chaleur du sentiment.

L'expression doit toujours prendre le caractère, la couleur du sujet que l'on traite. Or, celui dont je m'occupe est d'abord grand, ensuite moyen, et enfin petit : par conséquent, je devrai m'exprimer d'une manière relative à ces trois degrés. La grandeur qu'offre le premier, me fait craindre de ne pas toujours donner au style l'élévation qui devrait le caractériser; mais, si, malgré ce que je viens de dire, on trouvait au contraire qu'il pèche par un excès opposé, je mettrais cette opinion au nombre de celles que je viens de combattre, et j'attendrais paisiblement qu'un peu élargis par la bonne méthode, les esprits finissent par sentir que, si c'est à grands pas qu'il faut introduire l'ignorant dans le domaine de la science, c'est aussi par un langage séduisant qu'il faut l'exciter à y pénétrer. Au reste, l'utilité qu'un seul élève pourra retirer de mon ouvrage, me dédommagera amplement de mille critiques; car le souvenir d'un résultat aussi rare qu'heureux, touchera beaucoup plus mon cœur, que le blâme n'affectera mon esprit. Telle est la réponse que j'adresse d'avance à ceux qui s'élanceraient du centre de leur sphère atomique, dans l'unique objet de venir entraver ma marche.

www.ingramcontent.com/pod-product-compliance
Ingram Content Group UK Ltd.
Pitfield, Milton Keynes, MK11 3LW, UK
UKHW021625260726
13994UKWH00003B/1075